AF355679

A. DUJARRIC-DESCOMBES

LES ÉPIZOOTIES

EN PÉRIGORD

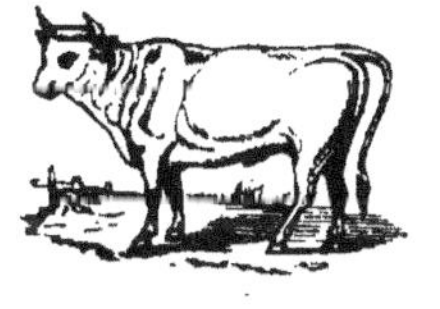

PÉRIGUEUX

IMPRIMERIE D. JOUCLA, RUE LAFAYETTE.

—

1904

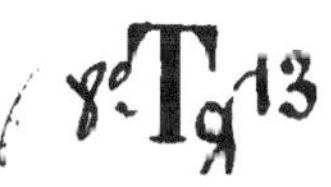

A. DUJARRIC-DESCOMBES

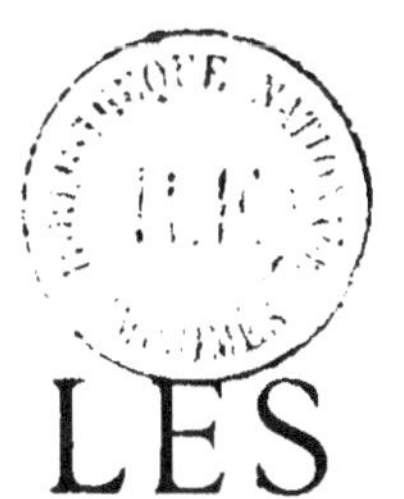

LES ÉPIZOOTIES

EN PÉRIGORD

PÉRIGUEUX

IMPRIMERIE D. JOUCLA, RUE LAFAYETTE.

—

1904

(EXTRAIT de l'*Avenir illustré de la Dordogne*)

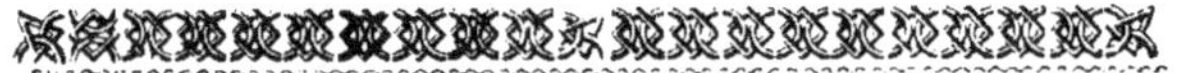

LES ÉPIZOOTIES

EN PÉRIGORD

(1711-1784)

C'est à partir de 1711 qu'il est permis de
constater, d'une manière suivie, les effets de la
contagion qui, à diverses reprises, durant le
XVIII⁰ siècle, sévit sur les bestiaux du Périgord.
Ces effets furent d'autant plus déplorables que
les laboureurs et les cultivateurs, cette partie de
la population dont les services sont les plus
importants et les plus utiles, en furent les prin-
cipales victimes.

L'administration s'efforça par toutes sortes de
moyens d'empêcher la maladie de se communi-
quer et de s'étendre (1). On séquestrait les
animaux malades pour les traiter suivant la
méthode, qui paraissait alors la plus convenable ;
les personnes qui les soignaient portaient des
habits confectionnés avec de la toile, de peur

_____

(1) Plusieurs ordonnances, de nombreux arrêts ou
décrets furent rendus sur l'*épizootie*, dans le but de
la prévenir et d'en arrêter les progrès. On peut
citer, parmi ces différents actes administratifs, des
arrêts des 10 avril 1714, 24 mars 1745, 19 juillet 1746,
18 décembre 1774, 30 janvier 1775 et 16 juillet 1784.

corrosives pour dessécher, suivant la triste expé-
rience du Poitou, de l'Aunis et de plusieurs
lieux du voisinage. Ce mal a consumé en peu de
temps la langue du bœuf : il en meurt pour
l'ordinaire, si on n'y apporte promptement le
remède dont on vient de parler. Le 23ᵉ du présent mois, je bénis les bœufs de la paroisse à la
sortie des vêpres, à Beauronne ; le 24ᵉ, je dis
une messe à l'honneur de saint Roch et bénis les
bœufs qu'on n'avoit pu amener la veille ; je
bénis aussi du sel et des herbes qu'on m'a pré-
senté. Jusques à présent le mal n'a pas augmenté
et aucun bœuf de ceux qui ont été attaqués ne
donne lieu de craindre. Il faut espérer que Dieu
arrêtera sa cholère.

» A Chancelade, ce 24 mars 1732.

» TEYSSANDIER, *curé*. »

En 1745 et en 1749, nouvelles reprises de
l'épidémie, qui se répandait toujours par sauts
et par bonds, avec une célérité incroyable.

Les animaux, attaqués par la maladie, après
avoir traîné une vie douloureuse et languissante,
consumés par la fièvre, par l'inflammation et la
gangrène des entrailles, terminaient leur pénible
carrière au bout du huitième ou neuvième jour.

Le fléau exerça particulièrement ses ravages
sur les rives de la Dronne. Un riche propriétaire
des paroisses de Saint-Victor et de Montagrier,
Raymond Révolte, sieur du Grand-Champ,
après avoir perdu dans la même semaine deux
grands veaux et deux vaches, se voyant à cause
de la maladie d'un bœuf et d'une vache, à la
veille de perdre ses attelages, et cela à la suite

d'une mauvaise récolte, se vit obligé de s'adresser à l'Intendant de la province pour réclamer une réduction d'impôts.

Cette requête fut entendue. L'ordonnance, mise au bas par Tourny, enjoignit aux collecteurs des paroisses de Montagrier et de Saint-Victor d'avoir à cotiser le suppliant à proportion des pertes qu'il avait subies. Cette ordonnance fut signifiée par huissier au syndic et cotisateur des tailles.

Ces diverses pièces, dont nous publions ci-après le texte, nous initient aux formalités employées en pareille circonstance pour se faire décharger de trop lourdes impositions, en même temps qu'elles peuvent fournir un aperçu de l'état de nos campagnes durant les épizooties.

Celle de 1774 fut très meurtrière. Dans une période de dix mois environ, depuis le printemps, pendant les rigueurs de l'hiver comme pendant les chaleurs de l'été, l'épidémie parcourut et ravagea successivement le Béarn, l'Aquitaine, le Quercy, etc.

Un médecin de Dax publia, en 1783, à Genève, sous l'anonyme, un *Mémoire en forme de lettres sur une maladie épizootique*, dont les idées étaient opposées à celles des personnes dont le gouvernement avait suivi les conseils pour combattre le fléau. Voici comment il a décrit la maladie, d'après les accidents remarqués sur les sujets malades, du moins d'après ceux qui se manifestaient extérieurement.

« Dans le principe, l'animal est triste, il s'agite contre son ordinaire et ne peut demeurer en place ; il cesse de ruminer, il tousse, il frissonne, il éprouve des alternatives de froid et de chaud. Le lait diminue sensiblement aux vaches, le poil paroît terne et hérissé. Il a les cornes et les oreilles fort chaudes ; si l'on passe la main sur l'épine du dos de l'animal, il paroit sensible et ploie sous la main, comme pour éviter la pression ; il paroit dégoûté, il mange peu, nonchalament, ou point du tout ; les yeux paroissent tristes, enfoncés ; la tête est penchée. Au bout de deux ou trois jours, l'animal refuse tout aliment et le lait tarit aux vaches. Il découle des nazeaux une morve sanieuse et purulente, de mauvaise odeur ; les yeux sont chassieux et enflammés ; il sort de leur bouche béante une matière écumeuse ; la langue est pâle ou livide et pendante ; bientôt l'animal ne peut plus se soutenir ; il se couche et si on le force à se relever, il se recouche bientôt ; il survient enfin une diarrhée de matière fluide, purulente, sanguinolente, très fétide ; la respiration est très précipitée ; la froideur des cornes et des oreilles succède à la chaleur extraordinaire de ces parties : et la mort vient enfin vers le huitième jour pour terminer les souffrances de l'animal ».

Divers médecins cherchèrent à l'envi les moyens de combattre l'épidémie, dont la malpropreté, le méphitisme des logements, la nature et la qualité des aliments de tout genre ne favorisaient que trop parfois le développement.

Les uns prescrivaient des remèdes irritants et résineux, l'aloès, la scammonée, le jalap, l'émétique ; d'autres bornaient le traitement des bêtes malades à la diète, à la saignée, à l'usage des délayants.

D'autres, enfin, conseillaient uniquement les moyens de prévenir la maladie et d'en arrêter les progrès.

A cet effet, des soldats étaient répandus dans les campagnes pour purifier, désinfecter les étables, en y faisant brûler des branches de romarin et de laurier, ou des mélanges de soufre, de salpêtre et de poudre à canon.

Les murs, tant des étables que des chambres voisines où couchaient les paysans, étaient enduits de chaux.

Les bêtes malades étaient enfermées dans des locaux bien clos, à l'abri de toute communication extérieure et soignées avec toutes les précautions prescrites. Souvent aussi on les abattait pour les enterrer, avec défense de tirer parti des cuirs et des suifs, ce qui augmentait encore considérablement les pertes éprouvées par les propriétaires.

L'épizootie était disparue en 1781, mais non malheureusement pour toujours.

PIÈCES JUSTIFICATIVES

1º Requête à l'Intendant.

A Monseigneur de Tourny, intendant en la généralité de Guyenne. Supplié humblement Raymond Revolte du Grandchamp, de la paroisse de Saint-Victor, disant que la contagion, qui aflige les paroisses voisines à l'ocasion des betes à corne, s'étant répandue dans le village des Rivières, situé en partie dans la paroisse de St Victor et en partie dans la paroisse de Montagrier, le tout en Périgord, le suppliant a fait dans une seule semaine la perte de deux grands veaux et de deux vaches dont il en atendoit du fruit au printemps et a actuellement dans le même village un bœuf et une vache malades, ce qui lui fait aprehender une perte generalle de ses atelages et l'auroit empèché de faire faire les semences de ses bleds sans le secours de ses voisins, dans ces circonstances, Monseigneur, et à la suite d'une tres mediocre recolte, il seroit imposible au suppliant et a ses metayers qu'il lui faut nourrir une partie de l'année de payer les taux auxquels ils sont imposés aux rolles de la taille de lad. paroisse de St Victor et de celle de Montagrier, dans lesquelles led. village des Rivières est situé. Telles sont les legitimes raisons qui ont déterminé le suppliant à faire à Votre Grandeur ses tres humbles remontrances, afin qu'il vous plaise de vos grâces, Monseigneur, ordonner que les taux pour lesquels le suppliant et ses métayers seront compris aux rolles de la taille desdites paroisses de St-Victor et Montagrier pour l'année mil sept cent cinq^{te} et telles autres qu'il plaira à Votre Grandeur de fixer seront réduits à une moindre somme que celle pour laquelle ils sont compris auxdits rolles pour la présente année mil sept cent quarante neuf et à proportion des pertes que les suppliants ont souffertes, ou en tout cas fixer leurs taux à telles sommes qu'il plaira à Votre Grandeur d'ordonner et pour tel nombre d'années qu'elle jugera à propos. Quoy faisant, rendrès justice au suppliant, qui continuera ses vœux pour la santé et prospérité de Votre Grandeur. (Signé) : Grandchamp, suppliant.

2⁰ *Ordonnance de l'Intendant.*

Renvoyons la pⁿᵗᵉ requette aux collecteurs de mille sept cent cinqᵗᵉ, avec injonction de faire participer le suppliant au moins imposé à proportion de la perte qu'il a souffert. Ce 25 novembre 1749. (Signé) : de Tourny.

3ᵘ *Notification au Syndic des tailles.*

L'an mil sept cent quarante neuf et le treizᵉ jour du mois de decembre, certifie, Je, Léonard Dupuy, sergent royal, soussigné, imˡᵉ au senᵃˡ de Périgueux, résident au lieu de Laboige, pˢᵉ de St-Apre, a la requête de Reymond Revolte, sʳ du Grandchamp, habitant du village des Rivières, pˢᵉ de St-Victor en Périgord, m'etre transporté au domicile de Jean Reynaud, habitant au village de Capitaine, pˢᵉ de Montagrier, le prenant en qualité de sindic et cotisateur des tailles de lad. pˢᵉ de Montagrier pour la prochaine année mil sept cent cinquante, auquel tant pour luy que pour ses adjoins, ay signiffié la requête présentée par led. Reymond Revolte sʳ du Grandchamp avec l'ordonnance de Monseigneur l'Intendant en date du vingt-cinq novembre dernier, signée de Tourny, et ay sommé led. Jean Reynaud en lad. qualité tant pour lui que pour ses adjoins d'avoir à se conformer à lad. requête et ordonnance dans tous leurs points, et le faisant décharger le taux dud. requerant et ceux de ses metayers où ils sont cottizés, et de régler lesd. taux de tailles à proportion des revenus que peut produire led. bien eu égard aux autres taillables de lad. p^{sse} ; faute de quoy faire le requérant proteste de se pourvoir contre eux pardevant Monseigneur l'Intendant et de tous ses dépens, dommages et intérêts, et affin que led. Jean Reynaud n'en ignore, je lui ay laissé copie tant de lad. requête qu'ordonnance et présente signiffication et protestation en sond. domicile, en parlant à sa personne, par moy, Dupuy.